QUELQUES

CONSIDÉRATIONS

SUR

L'ART DENTAIRE

POUR PROUVER A M. DUBOIS QU'UN SIMPLE MÉCANICIEN DENTISTE N'EST PAS TOUJOURS UN CHARLATAN,

Par R. MARTIN,

DENTISTE A VALENCIENNES.

Notre art est l'art divin qui sait de la vieillesse
Réparer les effets et rendre la beauté.
Sans détruire jamais, il répare sans cesse.
Par ses dons on reçoit la grâce et la santé.

Imprimerie de B. HENRY, à Valenciennes.

1857

PLAN DE L'OUVRAGE.

L'ART DENTAIRE se divisera en quatre parties : *l'Hygiène des Dents. la Chirurgie des Dents. la Prothèse Dentaire. l'Orthopédie Dentaire.*

Ces grandes divisions recevront ultérieurement les subdivisions qu'elles comportent.

L'auteur ne traitera spécialement que des Dents, rien de de ce qui est étranger à ces ostéides n'entrera dans son livre: car les maladies de la bouche sont du domaine de la médecine et de la grande chirurgie ; cependant ce sujet ainsi limité offre encore un vaste champ d'étude.

1re PARTIE.

DE L'HYGIÈNE DES DENTS

Leurs usages. — Causes qui les détruisent. — Moyens de les conserver.

Cette première livraison ne traitera que de l'usage des Dents.

M. MARTIN, mécanicien-dentiste, n'étant pas,
comme

M. DUBOIS

Officier de santé reçu à la Faculté de Paris, Chirurgien dentiste
à Valenciennes, Dentiste des Colléges de Valenciennes, du
Quesnoy et de plusieurs autres maisons d'éducation, ex-Méde-
cin des Bureaux de bienfaisance de Gommegnies et du Can-
das, ancien Sous-Inspecteur des enfants trouvés et orphelins
et attaché pendant six ans aux Hospices de Paris, etc.,
etc., etc.,

se croit obligé, dans l'intérêt de sa réputation, de
répondre à l'opuscule ayant pour titre :

DES SOINS A APPORTER

A LA

CONSERVATION DES DENTS

ET DES CAUSES QUI EN DÉTERMINENT LA PERTE
DANS LES CONTRÉES DU NORD

*suivis de quelques mots sur la direction des Dents
chez les enfants, sur la Prothèse dentaire et sur
l'extraction des Dents.* (Par M. Dubois.)

Mais il déclare que quelque vive que puisse être
sa critique, il n'entend porter en rien atteinte au
caractère de l'auteur. Il n'attaque que l'œuvre
qu'il trouve inférieure et peu en rapport avec ce
grand étalage de titres scientifiques ; il n'obéit qu'à
la nécessité impérieuse pour lui de n'être pas effacé,

par une publication qui tend à discréditer dans le
public la plupart des dentistes ; et, bien qu'il ne
soit qu'indirectement attaqué, il n'en est pas moins
atteint et en droit de légitime défense.

INTRODUCTION.

Je ne saurais qu'applaudir aux efforts tentés par
mon confrère pour initier le public aux plus simples
prescriptions de l'hygiène de la bouche et à quelques
procédés vulgaires de chirurgie et de mécanique
dentaire, si je n'avais été mis en cause par des al-
lusions aussi transparentes que peu exactes, et par un
raisonnement qui ne tendrait à rien moins qu'à me
faire passer pour complètement incapable de prati-
quer ma profession.

Il déclare en effet :

Qu'il est indispensable de posséder des connaissances très-
étendues en anatomie, en physiologie, en médecine et en chirurgie, pour arracher des dents ou en poser ;

Que tous ceux qui font ce métier sans être docteur, ou tout
au moins officier de santé, n'ont d'autre mérite que celui de la
témérité, de l'*audace* et du *charlatanisme ! (sic)* ;

Que, seul de tous les dentistes de l'arrondissement, il est officier de santé de Paris.

Or, la conclusion naturelle de ce raisonnement
revient à ceci : *Prenez mon Ours !*

Que vais-je devenir, moi, qui suis dépourvu de tous
titres académiques ? Désormais personne ne viendra
frapper à ma porte, tandis que mon savant confrère
verra sa maison envahie par toute ma clientèle.

Ne pouvant opposer parchemin à parchemin, et réduit à opposer œuvre à œuvre, je suis allé chez mon rival et je lui ai dit :

« Vous venez de publier onze petites pages, bien
» faibles, d'un style douteux et surtout fort maigres
» de savoir. Vous y avez travaillé trois ans, et, après
» une aussi longue incubation, vous n'avez pas même
» accouché d'une souris. Quelle opinion le public
» va-t-il donc avoir des autres dentistes de Valen-
» ciennes, si, vous qui vous posez en maître, en vrai
» savant, n'avez su dire que si misérables choses,
» sur un art qui a poussé ses moyens prothétiques
» jusqu'au merveilleux ! Que pensera-t-on de moi,
» qui, plus modeste, ne prends d'autre titre que
» celui de *Mécanicien-Dentiste* ? Ne dira-t-on pas en
» me voyant passer : *celui-ci doit être un âne* !

» Voulant neutraliser l'effet de cette conclusion,
» et publier à mon tour une brochure sur le même
» sujet, je viens vous prier de m'autoriser à repro-
» duire votre travail, paragraphe par paragraphe ;
» seulement, à chaque article de M. Dubois, j'oppo-
» serai un article similaire de M. Martin. Le public
» jugera. A ces conditions, je m'abstiendrai de toute
» polémique, de toute critique, je ferai de l'art tout
» pur. »

Ce duel si loyal n'ayant pas été accepté, je suis obligé, à mon grand regret, d'entrer dans une autre voie et de dire, avec toute les convenances possibles, ma façon de penser sur ce factum. Je n'en citerai que les passages les plus saillants ; ils suffiront cependant à donner une idée de la force de l'auteur.

CRITIQUE.

DU RÔLE IMPORTANT DES DENTS DANS LA DIGESTION.

(Extrait de l'opuscule de M. Dubois.)

Les dents implantées dans les alvéoles percées aux deux machoires constituent l'appareil masticatoire et sont destinées à broyer les aliments qui ne doivent être introduits dans l'estomac que bien mastiqués. Si les dents font défaut, ou s'il n'en reste que quelques unes qui, au lieu d'être utiles, ne font qu'empêcher la réunion des deux machoires et ainsi les aliments d'être triturés, l'appareil digestif, et en particulier l'estomac, se *trouve* soumis à un travail pénible, difficile et souvent même au-dessus de *ses* forces ; il est donc indispensable d'avoir de bonnes dents pour bien digérer.

(M. Dubois, page 1).

Il m'eût suffi de cette seule citation de l'opuscule de mon confrère, pour faire justice de ses prétentions à la science : cependant, comme cet article, si court qu'il soit, renferme quatre propositions, dont deux sont au moins étranges, je ne puis m'empêcher d'en faire la critique. Quant au style, ce spécimen me dispense de tout commentaire.

PREMIÈRE PROPOSITION DE M. DUBOIS.

(Les dents servent à broyer les aliments.)

Ne vous en déplaise, très-savant confrère, les dents ont des usages bien autrement variés que vous ne semblez le croire : j'attendais mieux de votre science ès-parchemin ; du reste, votre ignorance sur cette

question s'explique tout naturellement. Vous préten-
dez que, pour être dentiste, il faut avoir étudié à fond
tant d'autres choses que je trouve, moi, étrangères à
cet art ; vous englobez dans la chirurgie dentaire
toutes les maladies de la bouche ; ce qui a dû vous
obliger à faire des études très-approfondies dans les
sciences médicales, et en particulier en pathologie
chirurgicale ; vous avez dû vous exercer aux opérations si délicates, si difficiles et si dangereuses qui se
pratiquent dans cette région, opérations que les doc-
teurs en médecine les plus expérimentés n'abordent
qu'avec beaucoup de réserve ; vous savez, par exem-
ple, réséquer ou désarticuler un maxillaire, amputer
la langue, etc., etc. Je vous rends donc cette justice
de reconnaître que ces travaux ont dû vous détourner
de l'étude des dents, sujet évidemment trop futile pour
vous et tout au plus digne de moi, qui pense que de
toutes les parties qui constituent la bouche, la dent
seule appartient au dentiste.

DEUXIÈME PROPOSITION DE M. DUBOIS.

(Les aliments doivent être triturés.)

Ceci est encore une vérité à la M. de la Palisse. Ce
qu'il fallait nous dire, c'est le pourquoi de votre af-
firmation. Certes, vous aviez là un beau sujet pour
nous prouver votre supériorité scientifique! Vous
pouviez en faire la démonstration par des explications
physiologiques des plus intéressantes ; j'espère réparer votre oubli, en donnant à cette question tous les
développements qu'elle comporte.

TROISIÈME PROPOSITION DE M. DUBOIS.

(Quand on n'a que quelques dents, au lieu d'être utiles, elles empêchent les aliments d'être mastiqués.)

Auriez-vous, cher docteur, la prétention de les arracher? Ami, lecteur, si par hasard vous avez le malheur de n'avoir que quelques dents, allez vite chez mon confrère, elle vous gênent, il vous en débarrassera... Comment, Monsieur, c'est vous, vous qui vous dites chirurgien-dentiste, qui émettez de si énormes propositions!... N'arrachez donc jamais ces quelques dents que je trouve, moi, si précieuses, et qui sont si nécessaires pour soutenir nos appareils prothétiques.

QUATRIÈME PROPOSITION DE M. DUBOIS.

(Il est indispensable d'avoir de bonnes. dents pour bien digérer.)

Malheur! trois fois malheur! aux personnes qui les ont mauvaises ou qui n'en ont point du tout! les voilà condamnées à l'indigestion perpétuelle! Heureusement que nous savons faire des rateliers complets, et des pièces moins compliquées qui remplacent très-bien les dents absentes ou mauvaises, et à l'aide desquels les digestions se font parfaitement; rateliers qui broient, qui mâchent, qui mordent solidement, et sous la dent desquels je vous conseille, bien-aimé confrère, de ne jamais mettre le doigt !

USAGE DES DENTS.

Les dents, que nous décrirons à l'article de leur anatomie spéciale, sont des ostéides d'une utilité de premier ordre, qui exercent une action puissante sur notre santé et dans nos relations avec nos semblables.

Leur influence dans l'ordre moral est tellement caractéristique, que toujours elle se fait sentir dans nos transactions les plus personnelles et les plus délicates.

Au point de vue physiologique, leurs usages qui sont complexes et des plus variés, deviennent pour un observateur sérieux un sujet d'étude aussi instructif qu'intéressant.

Les dents servent de point d'appui aux parties molles, elles soutiennent les lèvres, arrondissent les joues et conservent au visage la grâce et la jeunesse.

Leur chute partielle détermine des rides précoces, détruit la régularité de la physionomie et l'harmonie des traits ; modifie l'expression de la face, enlaidit toujours et laisse croire à une vieillesse anticipée.

Leur chute totale permet aux joues de s'excaver, aux lèvres de tomber et de se replier sur les bords alvéolaires; au maxillaire inférieur de changer d'attitude : la courbure à angle droit de cet os diminue, comme dans l'âge avancé, ses condyles basculent sur les cavités glinoïdes, la symphise mentonnière se porte en avant, se rapproche des maxillaires supérieurs et du nez, et accentue cette déformation vulgairement appelée menton de galoche.

On conçoit, d'après cet aperçu, que cette question, en apparence futile pour quelques uns, prenne au contraire chez l'homme bien né de l'importance au point de vue de l'art, de la forme, de la beauté, du respect de soi-même ; car des rides prématurées, les traces d'une fausse vieillesse font supposer des souffrances vives, des chagrins cuisants, des travaux excessifs et surtout une vie tourmentée par des passions ou des maladies dont l'affaissement du visage est le signe certain.

Chez les femmes, les passions étant ordinairement moins prononcées, les chagrins moins profonds, les travaux moins sérieux, le visage reçoit à pas plus lents l'impression destructive du temps ; mais il est des souffrances et des maladies inhérentes à leur sexe qui viennent souvent, dans la splendeur de leur jeunesse, détériorer ou détruire leurs dents. Développant cet instinct naturel qui naît en elle, la femme sait de bonne heure embellir et augmenter les dons de la nature : lorsque la bonne éducation se joint à ses charmes, elle conçoit toute l'importance de la conservation de ces deux belles rangées de perles blanches, qui, dans la plus délicieuse expansion ou dans l'abandon d'un rire franc, font admirer des arcades dentaires propres et complètes.

Le reflet de la régularité des dents et de leur totalité exerce sur le visage de la femme un immense empire ;— il augmente l'essence de cette coquetterie délicate et soutenue, qui connaît le magique pouvoir d'un demi-sourire ; il enveloppe les traits de tout l'infini de la douceur et de la majesté ; contre-balance les indiscrets révélateurs de l'âge ; persuade celui qui contemple et attend le bonheur de toute la pureté, la vigueur, la beauté d'une nature saine et vierge. — N'importe le rang, n'importe la position, la femme doit regarder les soins à donner à ses dents comme un devoir essentiel, presque religieux ; se persuadant bien que cette négligence fait naître le dégoût et que l'enfantement emportant toujours une étincelle de sa jeunesse, elle ne doit rien oublier pour faire durer le rêve de sa beauté.

Elle doit surtout choisir avec toute la finesse qui la caractérise, et consulter à propos un dentiste intelligent et discret, qui joigne à l'adresse du chirurgien, toute la perfection de l'artiste.

Les dents jouent un grand rôle dans la conversation, la lecture à haute voix, dans le chant et la déclamation. Elles brisent les ondes sonores qu'elles réfléchissent et concentrent dans la bouche ; elles aident à prononcer les consonnes, dites dentales ; elles augmentent la sonorité de la voix par leur vibration et lui donnent plus d'ampleur.

Lorsque les incisives viennent à manquer, la prononciation perd sa régularité et sa précison; la parole devient sifflante. C'est à des arcades dentaires complètes que le chant doit sa douceur et son harmonie.

Il est inutile de faire remarquer combien ces petits organes doivent être précieux aux personnes que leur profession oblige de parler ou de chanter en public, et de quelle estime devrait être entouré l'art qui sait, en les remplaçant, imiter la nature.

Les dents servent encore à maintenir dans la bouche, la salive, les liquides et les aliments. La perte d'une ou de plusieurs incisives inférieures, permet aux sucs de la bouche de s'écouler au dehors pendant la phonation, ce qui constitue une fausse fistule salivaire, très-incommode et qui peut exercer une influence fâcheuse sur les fonctions digestives. Ce désagrément tout personnel n'est rien encore, comparé à celui qu'occasionne l'absence de ces mêmes ostéides aux machoires supérieures. Tout le monde sait en effet combien il est pénible de se trouver, dans une conversation un peu animée, en face de certains individus, qui, ne rougissant pas de montrer de vieux chicots, projettent incessamment des globules de salive, des bouffées d'air infect et des détritus d'aliments. Ces gens là devraient être expulsés de toute réunion ; puisqu'il leur suffirait, si ce n'était leur avarice, de dépenser un peu d'argent pour anéantir complètement cette dégoutante infirmité.

Brillat-Savarin a dit : « On goûte le plaisir de la table dans toute son étendue, toutes les fois qu'on réunit les quatre conditions suivantes : chère au moins passable, bon vin, convives aimables, temps suffisant » Il aurait pu ajouter : et bonnes dents.

Effectivement les dents sont les précieux auxiliaires du sens du goût, qui s'amoindrit lorsqu'elles deviennent mauvaises. Elles sont, il est vrai, inhabiles à percevoir les saveurs; mais elles les augmentent, les modifient, les multiplient, parce que l'impression gustatile est d'autant plus vive, plus variée, plus complexe que les aliments ont été plus divisés et mieux mélangés.

La plupart des corps durs sont à peu près insipides avant d'être broyés ; ce n'est que par leur écrasement et leur pétrissage, que leur sapidité se manifeste et se développe. Leurs particules laissent alors échapper les saveurs qui inondent la bouche de sensations, et les arômes, qui, se volatilisant jusque dans l'organe olfactif, donnent au sens du goût toute sa délicatesse et sa volupté.

Les personnes qui sont assez malheureuses pour n'avoir pas de bonnes molaires, ou assez mal avisées pour ne pas s'en faire poser d'artificielles, sont privées de cette sensation exquise, que donne une mastication parfaite. Elles avalent un peu comme les oiseaux, sans gutturation.

Cependant le goût est celui de nos sens qui nous procure les jouissances les plus faciles, les plus honnêtes et les plus multipliées. En mangeant, nous éprouvons un certain bien-être indéfinissable et particulier, qui vient de cette conscience instinctive ; que par ce plaisir nous réparons nos pertes, nous augmentons nos forces, nous prolongeons notre existence.

Le plaisir de la table influe sur le caractère de l'homme et sur ses relations ; mais il exige des dents solides. Cette condition est tellement vraie, que les convives qui les ont mauvaises, mâchant péniblement, et obligés de se priver de certains mets, sont presque toujours, dans un repas, gênés, tristes, sans expansion, et souvent même fort désagréables.

Le goût imparfait dans l'enfance, n'acquiert tout son développement que dans l'âge mûr, et se perfectionne dans la vieillesse.

La gourmandise est, à vrai dire, le plaisir de bon ton du vieillard. On comprend qu'il s'y livre avec sensualité. Malheureusement les dents triturantes, qui lui sont indispensables pour satisfaire, à son gré, cette délicieuse passion, lui font ordinairement défaut.

Aussi voyons-nous les jeunes hommes et les jolies femmes ne nous demander que des dents antérieures, tandis que les vieillards réclament toujours impérieusement des molaires.

Les dents enfin peuvent être considérées dans leur ensemble comme l'armure des maxillaires. C'est par leur intermédiaire que s'accomplit l'acte si important de la mastication. Elles concourent aussi à la préhension des aliments solides.

Les molaires ont une action triturante à la manière des meules, produite par les mouvements de rotation latérale du maxillaire inférieur. Cependant elles peuvent agir comme les canines lorsqu'il faut déchirer de la chair : dans ce cas elles ne se rencontrent point par leurs surfaces plates, mais bien par les bords externes de leur couronne.

Les incisives agissent à la manière des cisailles en chevauchant les unes sur les autres, les inférieures en dedans. Elles saisissent le bol alimentaire et le séparent en se rapprochant, de la masse de pain, de viande, de fruit (etc.) que la main leur objecte.

Les canines qui, pour certains animaux, sont des moyens redoutables de défense ou d'attaque, n'ont chez l'homme qu'une importance relative. Par leur forme et leur action, elles marquent la transition des cunéiformes aux cuspidées, leur rôle théorique spécial est de déchirer les tissus résistants ; mais en fait on ne conçoit pas qu'elles agissent isolément.

En résumé, les molaires machent, les incisives coupent, les canines déchirent. Cette distinction est classique, mais n'est pas rigoureuse.

Les dents jouissent encore d'un tact exquis. Leur émail est insensible ; mais il transmet à la pulpe dentaire qu'anime un nerf de sentiment, les plus légers ébranlements et l'impression des corps durs, même les plus petits. C'est grâce à cette sensibilité spéciale que nous évitons de faire agir ces précieux organes sur des objets qui pourraient les user, les briser, et que nous avons toujours conscience de la position du bol alimentaire, de sa consistance, de sa forme, de son volume.

Les dents, a dit M. Graves, sont des doigts implantés dans les alvécles. Cette sensibilité tactile est le grand écueil de la prothèse dentaire ; car les dents artificielles ne sont dans la bouche que des corps inertes. Cependant, lorsque les plaques sont parfaites, et en contact intime, cette sensibilité peut renaître par l'intermédiaire des gensives. Nous reviendrons plus tard sur ce sujet.

Pour bien saisir tous les phénomènes de la mastication, il est indispensable de jeter un coup-d'œil rapide sur les divers aliments dont se nourrit l'homme.

On peut les diviser en quatre groupes :

1º Aliments farineux.
Céréales,
Légumes secs,
Pommes de terre, etc.

2º Aliments albumineux.
OEufs,
Viandes,
Gluten, etc.

3º Aliments sucrés.
Sucres,
Fruits,
Légumes verts, etc.

4º Aliments gras.
Graisses,
Huiles,
Beurre, etc.

Cette classification, toute imparfaite qu'elle soit, suffit à notre but. Elle peut paraître étrangère au sujet qui nous occupe, cependant elle nous est nécessaire pour démontrer que les dents ne servent pas seulement à broyer ; car si leurs fonctions n'étaient pas plus compliquées, il suffirait, lorsqu'elles viennent à faire défaut, de triturer dans un mortier ou de diviser en morceaux très-tenus avec des instruments tranchants, les diverses substances alimentaires que l'on avalerait ainsi à l'état de bouillie plus ou moins épaisse.

Les aliments albumineux et les aliments sucrés pourraient, sans beaucoup d'inconvénients, être introduits directement dans l'estomac, après cette simple mastication artificielle, mais il s'en faut de beaucoup qu'il puisse en être de même des aliments farineux, dont la salive est le ferment essentiel.

Pour s'en convaincre, il suffit de prendre de la fécule bien divisée, de la mettre dans une capsule en porcelaine, de l'insaliver complètement et de la soumettre à une température de 40 à 45 degrés. En quelques heures, elle se transforme en sucre de raisin.

Dans la bouche, cette métamorphose est instantanée et s'opère sous l'action de la dent.

La salive renferme donc un agent particulier, la diastase animale, qui a la propriété exclusive de nous faire digérer la fécule.

On mange la soupe, il est vrai, sans la mâcher ; mais il ne faut pas oublier qu'au moment du repas, il se fait un grand flux de salive, que l'on avale simultanément.

Les dents ont donc une action double et complexe. Elles broient et pétrissent. Elles font pénétrer la salive jusque dans les dernières particules du bol alimentaire. Elles en font une pâte molle et compacte, et ne l'abandonnent que lorsque la combinaison chimique s'accomplit.

Quand ces doigts de la bouche, comme les appelle si heureusement M. Graves, viendront à manquer, par quels moyens obtiendra-t-on ces deux conditions indispensables pour une bonne digestion :

1° La désagrégation de tout aliment ?

2° L'insalivation complète des substances féculentes ?

Par un appareil masticateur artificiel, placé dans la bou-

che, d'une manière permanente ou seulement pendant
repas.

Les viandes, les fruits, les légumes verts, tous ces a
ments durs ou mous, introduits dans l'économie sa
avoir été bien divisés, sont très-péniblement attaqués
le suc gastrique qui est leur agent digestif.

Nous ne parlons pas des corps gras, dont l'émulsio
nement par la bile, ou par le suc pancréatique, n'a rien
faire dans notre travail.

Mais le pain, et toutes les substances à base d'amid
qui n'ont pas subi, sous l'influence de la diastase anim
et sous l'action de l'appareil masticateur, cette digesti
buccale complète, sans laquelle leur transformation
très-difficile, deviennent dans l'estomac une nourritu
essentiellement nuisible.

D'où de mauvaises digestions, des dégagements de g
incommodes, une assimilation imparfaite, des indispo
tions plus ou moins douloureuses et quelquefois des m
ladies qu'il serait hors de propos d'énumérer ici, dont
cause échappe souvent, mais qui peuvent hâter l'heure
la mort.

Que de personnes qui souffrent habituellement de l'e
tomac, qui digèrent très-mal, qui maigrissent, qui o
épuisé sans succès tout le répertoire du pharmacien,
qui seraient immédiatement guéries par un simple mo
ceau de dent d'hippopotame, artistement sculpté et pla
dans leur bouche, par un dentiste assez habile pour le
faire oublier, dans une illusion passagère, les dents q
le temps a détruites.

(La suite prochainement).